AF313431

DOCTEUR PAUL CHARDON

DE LA

SEPTICITÉ BUCCO-DENTAIRE

ET LA

PRATIQUE CHIRURGICALE

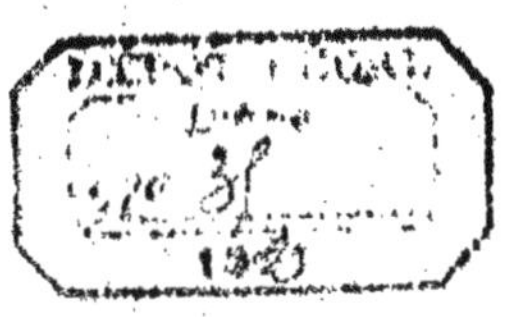

GRENOBLE
IMPRIMERIE GUIRIMAND
56, Avenue Félix-Viallet

1921

DOCTEUR PAUL CHARDON

DE LA
SEPTICITÉ BUCCO-DENTAIRE

ET LA

PRATIQUE CHIRURGICALE

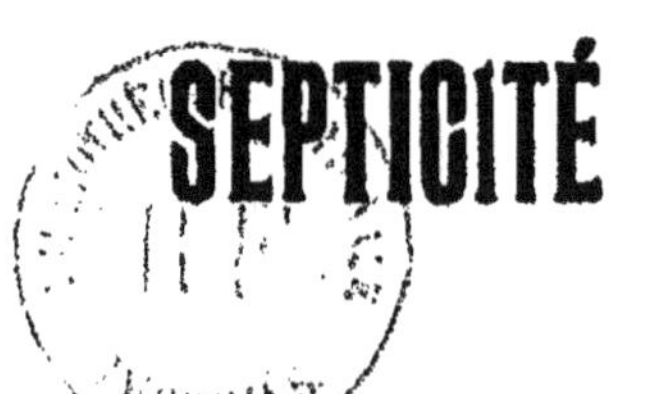

GRENOBLE
IMPRIMERIE GUIRIMAND
56, Avenue Félix-Viallet

1921

A MA FEMME

> Témoignage de ma profonde
> tendresse.

A MON PERE ET A MA MÈRE

> Envers qui j'ai contracté une
> reconnaissance éternelle pour les
> soins constants, dont ils m'ont
> toujours entouré.

A MES FRERES

A LA MEMOIRE DE MES GRANDS PARENTS

A MES BEAUX PARENTS

> Qu'ils reçoivent ici l'expres-
> sion de ma sincère affection.

A MA BELLE SŒUR

A TOUTE MA FAMILLE

A MES MAÎTRES DE LA FACULTÉ DE LYON
ET DE L'ÉCOLE DE MÉDECINE DE GRENOBLE

A MES AMIS

A MONSIEUR LE DOCTEUR PERRIOL

Directeur de l'Ecole de Médecine de Grenoble
Chevalier de la Légion d'Honneur

Qui guida mes premiers pas au
début de mes études médicales.

A MONSIEUR LE DOCTEUR SIRAUD

Professeur agrégé — Chirurgien de l'Hôpital Saint-Luc
Chevalier de la Légion d'Honneur

> Qui pendant mon long séjour dans son service, fut toujours pour moi un maître dévoué, dont la grande bonté ne se départit jamais un seul instant.

A MONSIEUR LE DOCTEUR J. TELLIER

Stomatologiste de l'Hôtel-Dieu
Chargé de Cours à la Faculté de Médecine
Chevalier de la Légion d'Honneur

> Qui a mis à ma disposition toute sa compétence et toute sa bonté, dans le choix et l'élaboration de cette thèse.

A MON PRÉSIDENT DE THÈSE
MONSIEUR LE PROFESSEUR L. BÉRARD

Professeur de Clinique Chirurgicale à la Faculté de Médecine
Membre correspondant de l'Académie de Médecine
Chevalier de la Légion d'Honneur

> Qui a bien voulu me faire l'honneur d'accepter la présidence de cette thèse, j'adresse ici l'expression de ma respectueuse et profonde gratitude.

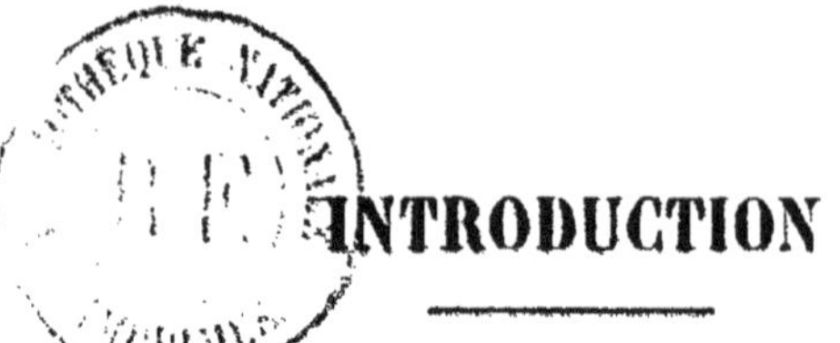

INTRODUCTION

Avant d'aborder l'étude de cet intéressant sujet, qu'il me soit permis de remercier, à nouveau, bien sincèrement le Docteur J. Tellier, pour l'amabilité avec laquelle il a voulu me servir de guide éclairé dans l'élaboration de cette thèse.

Qu'un nouvel hommage lui soit ici rendu, pour tous ses efforts qui depuis 20 ans tendent à faire pénétrer dans le milieu médical et dentaire la conception exacte de la Septicité bucco-dentaire et de ses conséquences au point de vue de la santé publique.

« Nous avons adopté le terme de septicité qui indique un état septique permanent et dont les effets, à distance se font sentir, soit lorsque l'équilibre qui existe à l'état normal entre les espèces microbiennes pathogènes et non pathogènes est rompu en faveur de l'une ou plusieurs d'entre elles, soit lorsque la résistance de l'organisme tout entier ou de certains organes seulement étant diminuée pour une raison quelconque, les produits morbides de ces espèces microbiennes, leurs toxines, peuvent amener la production de troubles pathologiques variés. » (1)

Jusqu'à nos jours, un silence à peu près absolu régnait dans notre littérature médicale et spéciale sur les relations entre la septicité bucco-dentaire et la pathogénie de certaines infections médicales ou chirurgicales.

Peu d'auteurs français (médecins ou dentistes) ne songeaient à attacher quelque importance à un tel sujet ; et

____

(1) J. Tellier. — La septicité bucco-dentaire et ses conséquences.

il faut avouer, que certaines tentatives faites pour essayer de donner à la question la place qui lui convenait, furent accueillies avec indifférence quand ce n'était pas de l'ironie ou même parfois de l'hostilité.

Si la septicité bucco-dentaire est méconnue ou ignorée en France où la littérature médicale et dentaire n'y font que de rares allusions, elle est au contraire l'objet d'études nombreuses et bien documentées dans la littérature de langue anglaise. Dans les périodiques américains, il n'est pour ainsi dire pas de numéro, qui ne contienne une communication sur la question, et l'un des journaux de médecine les plus répandus en Angleterre, *The Lancet*, accueille les études de pathologie bucco-dentaire avec une libéralité qui devrait bien servir d'exemple aux journaux médicaux de notre pays.

Cependant depuis quelques années, grâce aux efforts de quelques vaillants Français, les objections sont moins vives, les yeux se dessillent et, comme le disait le Docteur J. Tellier : « La vérité est en marche ».

A l'heure actuelle certains médecins ont ce sujet toujours présent à l'esprit, et s'ils ne peuvent trouver l'étiologie de certains troubles organiques, ils pensent qu'il faut chercher du côté de la bouche, une explication de ces troubles.

Cette notion de septicité, sinon nouvelle, du moins méconnue, a créé des méthodes de thérapeutique dont les résultats pratiques sont, tant en stomatologie qu'en médecine et en chirurgie, bien loin d'être ce qu'ils devraient.

Notre intention n'est pas de traiter à fond un sujet qui exigerait de longs développements. Nous nous bornerons au terrain chirurgical, comme l'indique le titre de cette thèse.

Nous n'avons nullement la prétention, d'apporter des faits indiscutables, d'affirmer d'une façon péremptoire les idées que nous avançons. Malheureusement l'état actuel des services hospitaliers ne permet pas de recueillir des observations précises, concernant notre sujet. Ce que nous voulons c'est formuler des hypothèses vraisemblables, c'est tracer pour ainsi dire un plan d'études, afin que les médecins et dentistes avertis, puissent s'ils le veulent, exercer leur perspicacité et prouver par les faits observés dans leur pratique journalière, la véracité de nos assertions.

Dans une première partie, nous ferons l'historique de la question et passerons en revue les principaux travaux parus jusqu'à ce jour à l'étranger et en France.

Nous étudierons ensuite : La bouche foyer d'infection.

— Quels sont ces foyers ?

— Comment ils se présentent à nous ?

— Difficultés à découvrir certains foyers cachés et moyens employés pour leurs recherches ?

— Contenu de ces foyers ; leur nature infectieuse ?

Dans une troisième partie, nous étudierons le rôle important de ces agents pathogènes en chirurgie.

Enfin, dans une dernière partie, nous montrerons les moyens à employer pour lutter contre cette infection et nous formulerons les vœux qu'il serait souhaitable de voir se réaliser dans le domaine de la pratique chirurgicale.

Historique

En parcourant les diverses étapes, par où la question a passé, nous constatons, naturellement, que ce sont les conséquences les plus graves de la septicité buccale, qui tout d'abord ont été observées et rapportées.

En 1859, Chassaignac (1) décrit la *cachexie buccale* ou forme d'empoisonnement du sang, s'observant soit à la suite des fractures compliquées du maxillaire inférieur soit à la suite des complications de la carie dentaire.

En 1865, Richet (2) parle de *l'intoxication putride* ou septicémie après des interventions sur la bouche ou des fractures des maxillaires, dont l'origine est la déglutition constante des liquides purulents.

Un peu plus tard, Lejars, dans une de ses leçons de clinique chirurgicale, montre l'éclosion d'accidents septicémiques graves consécutifs aux lésions bucco-dentaires et crée l'expression de *cachexie dentaire*.

De 1884 à 1895, Galippe, par de nombreuses études expérimentales et cliniques, a eu le mérite de diriger l'attention de quelques observateurs, sur certaines conséquences possibles de la septicité buccale.

En 1900, parut un mémoire de Sébileau sur « les différentes formes de septicémie buccale ».

En 1903, les Docteurs J. et C. Tellier, dans un mémoire publié dans la « Revue de Stomatologie », montrent qu'il existe des formes mortelles de septicémie buccale, des formes moyennes à pronostic encore sérieux, soit aiguës,

---

(1) Chassaignac. Traité de la suppuration. 1859.
(2) Richet. Bulletin de la société de chirurgie, 1865.

soit chroniques, ayant pour conséquence l'apparition de certaines variétés d'anémie grave.

W. Hunter, dans un article paru en 1901, dans le « Journal of the British dental Association », signale l'existence de certaines formes septiques de gravité moindre où l'état local des organes atteints, consécutivement à l'infection buccale, domine la scène.

En 1906, le Docteur Ferré (1), dans sa thèse montre les rapports qui peuvent exister entre l'infection buccale et certaines affections telles le diabète, le rhumatisme articulaire.

La même année, le Docteur J. Tellier (2), dans un mémoire lu à l'A. F. A. S. (Session de Lyon) montre les conséquences de la septicité bucco-dentaire dans tout l'organisme à la suite de péri-odontites suppurées, d'abcès alvéolaires de la région péri-apicale, des infections fréquentes au niveau des dents et des racines cariées.

Plus près de nous, en 1910, Frey, Lemerle, Lebedinsky montrent certains côtés intéressants de la question.

A cette époque, l'existence de la septicité bucco-dentaire est admise par un certain nombre de médecins et de dentistes; aucun ne lui donne la place et l'importance qu'elle devrait avoir.

En 1911, cet état d'indifférence ne se manifeste plus, du moins dans la littérature professionnelle de langue anglaise.

---

(1) Ferré. De certaines infections secondaires d'origine buccale. Th. Paris, 1906.

(2) J. Tellier. — « De la septicité bucco-dentaire et ses conséquences ».

W. Hunter (éminent médecin anglais, physician and lecturer on pathology to the Charing Cross Hospital of London) dans une allocution aux étudiants de la Faculté de médecine de Montréal, insiste sur le rôle joué en médecine par l'infection et il ajoute : « La source principale de cette infection c'est la cavité buccale : non pas l'infection des amygdales, mais surtout les lésions infectieuses de la région gingivo-dentaire, la septicité associée aux lésions des dents, à la piorrhée alvéolaire et principalement la carie et ses complications ».

W. Hunter, allant plus loin, montre que ces foyers infectieux sont les plus fréquents autour des dents soignées à la suite de carie pénétrante, autour des racines qui servent de support aux travaux les plus brillants tels que couronnes, bridges... et qui constituent si souvent « un véritable mausolée d'or sur une masse d'infection ».

« Chaque jour, dit-il, on peut constater les effets nocifs au point de vue de la santé générale, de cette chirurgie dentaire pratiquée, Dieu sait comme, chez ceux qui sont victimes de cette dentisterie d'or ».

Hunter souleva contre lui l'indignation et la colère dans les milieux dentaires américains. Cependant le corps médical accepta avec enthousiasme ces idées nouvelles, puis les rancunes apaisées, les dentistes les plus réputés durent reconnaître le bien fondé des critiques de Hunter.

C'est alors qu'une étude sérieuse du problème fut entreprise tant au point de vue théorique que pratique et les résultats ne se firent pas attendre dans les deux domaines.

Bien plus, les médecins se mirent à examiner systéma-tiquement la bouche de tous leurs malades et certains eurent l'idée de compléter leur examen par l'utilisation des rayons X.

Nous devons signaler les travaux de Miller sur l'immu-nité naturelle de l'organisme vis-à-vis de l'infection buccale.

Hugenschmidt (1) a montré le rôle dévolu à la phago-cytose dans la résistance à l'infection des tissus de la cavité buccale.

Unterwood, Junk, Vincentini ont fait de nombreuses recherches sur la nature de la carie dentaire.

Rosenow, Gilmer et Moody, par leurs recherches expé-rimentales nombreuses, ont fait faire à la question un grand pas.

Nous signalerons dans ces dernières années quelques études du Docteur J. Tellier, sur différentes manifesta-tions de cette septicité.

Signalons les travaux parus en 1920 de Lagrange (2), de J. Mendel (3), sur la même question.

Dernièrement, à la Société d'Odontologie de Paris, la question de la septicité bucco-dentaire a été mise à l'étude. Les résultats paraîtront, sans doute, sous peu dans la Revue d'Odontologie.

Signalons un article de Waton et Aimes paru dans le *Progrès Médical* du 28 mai 1921 sur « L'importance de l'infection bucco-dentaire en pathologie ».

---

(1) Hugenschmidt. « Etude sur la défense de l'infection buccale ».

(2) Lagrange. « De l'influence de la septicité bucco-dentaire et des foyers infectieux péri-apicaux sur l'état général.

(3) Mendel. « Foyers infectieux péri-apexiens et leurs répercussions d'ordre général ».

CHAPITRE PREMIER

Après avoir montré l'évolution de la question depuis qu'elle a pris rang dans la science médicale, après un aperçu sur l'état actuel de notre sujet, nous allons nous occuper de la « Bouche foyer d'infection ».

Dire que la bouche est à l'état normal, l'habitat d'un d'un grand nombre d'espèces microbiennes, est aujourd'hui chose banale, et personne ne songerait à le contester.

D'après de nombreuses et patientes recherches de savants, nous distinguons dans le milieu buccal des espèces non pathogènes (bacillus subtilis, bacillus amylobacter, leptothrix buccalis ect) et des espèces pathogènes (streptocoques, staphylocoque, pneumocoque, bacille de Kock) ; ces espèces vivent habituellement en saprophytes, c'est-à-dire qu'elles n'ont aucune action sur l'organisme.

Il est admis, par beaucoup d'auteurs, qu'il existe une sorte d'immunité naturelle de l'organisme, vis-à-vis de ces espèces microbiennes. De nombreux travaux ont été entrepris à ce sujet par Miller, Galippe, Mendel, Hugenschmidt. Nous n'aborderons pas cette étude par trop complexe et encore peu au point.

Que se passe-t-il si cette immunité locale vient à disparaître soit que les microorganismes aient récupéré leur virulence, soit que la résistance des tissus soit moindre, soit sous l'influence de ces deux processus ?

Nous allons observer des lésions locales, qui vont jouer un rôle important dans la production des manifestations infectieuses à distance. Ces lésions locales sont toutes les lésions infectieuses de la région gingivo-dentaire.

Tout d'abord : la carie dentaire en dehors de ses complications : les travaux de Miller, de Galippe, d'Unterwood, de Junk, de Vincentini, ont montré la nature infectieuse de cette carie, sans trouver l'existence de microorganismes spécifiques. Ces dents cariées renferment des espèces non pathogènes et des espèces pathogènes, et dans les formes gangréneuses de la carie on rencontre le bacillus gangrène pulpœ d'Arkowy (on le trouve dans 95 % des caries dites du 4ᵉ degré), qui produit la gangrène de la pulpe et le ramollissement des tissus durs des dents.

Ces faits sont d'autant plus importants, que la carie dentaire est l'infection la plus commune de l'organisme.

Ces caries peuvent donner à leur tour de la cémentite de la péri-cémentite, nouveaux foyers d'infection qu'on englobe dans le terme de péri-odontites.

Nombreuses sont les infections péri-apicales, les infections de la gencive si fréquentes autour des dents et chicots cariés, autour des racines coupées au ras des gencives : infections favorisées par la présence d'appareils de prothèse mal ajustés ou simplement malpropres.

L'existence d'obturations métalliques non ou mal terminées, au voisinage des collets, peuvent amener une infection permanente de la gencive et du péri-cément.

L'apparition de la dent de sagesse peut être la source de foyers infectieux graves ; tantôt il s'agit de l'évolution vicieuse de la 3ᵉ molaire, tantôt il s'agit de complications de la carie de cette dent, au même titre que toutes les autres, mais complications qui empruntent une gravité et une allure spéciales grâce aux conditions anatomiques de la région.

Nous avons parlé plus haut de péri-odontites et nous avions alors en vue, les péri-odontites aiguës. Beaucoup plus intéressantes et plus fréquentes, mais aussi méconnues davantage, sont les lésions de péri-odontites chroniques.

Ces lésions peuvent êre chroniques d'emblée ou peuvent succéder à des lésions aiguës, à des poussées subaiguës récidivantes. Leur localisation se fait le plus souvent au voisinage de l'apex. Ces lésions intéressent : le cément (cémentite nécrose du cément) sur une hauteur plus ou moins grande, le ligament alvéolaire dans l'espace péri-apical et le tissu osseux alvéolaire au voisinage des lésions du ligament. L'ensemble de ces lésions constitue l'abcès alvéolo-dentaire, le *blind abcess* des auteurs américains.

J'emprunte au Docteur J. Tellier la description de ces formes de péri-odontites chroniques qu'il a exposée dans une étude parue en 1920 sur « La septicité bucco-dentaire et les maladies générales ».

« Quand on procède à l'extraction d'une dent, atteinte de péri-odontite chronique, il arrive assez fréquemment que la racine entraîne avec elle. ce qu'on appelle un kyste radiculo-dentaire ou appendiculaire, et qui en réalité n'est le plus souvent rien moins qu'un kyste ; ce n'est ni un kyste, ni un abcès : c'est, ainsi que l'a montré Redier, du granulôme soit pur, soit parcouru dans tous

les sens et toutes les directions par des travées épithé-
liales provenant du bourgeonnement des débris épithé-
liaux para-dentaires, soit du granulôme abcédé, avec un
ou plusieurs abcès de dimensions diverses, soit du granulôme kystique. Au voisinage de ce tissu de granulations
existent dans le tissu alvéolaire des lésions infectieuses
d'ostéite raréfiante, qui persisteront aussi longtemps que
le granulôme lui-même et la cause qui l'a produit.

« Ces lésions de péri-odontite chronique ont pour cause
le passage dans le tissu péri-apical de produits septiques
contenus dans les canaux radiculaires : elles sont le résultat du mode de réaction des tissus para-apicaux à l'action
des agents microbiens ou de leurs produits de sécrétion.

« Sous quelle influence se fait ce passage ? Il n'a ordinairement pas lieu tant que les canaux radiculaires sont
largement ouverts, c'est-à-dire en communication avec
la cavité buccale, mais au contraire lorsqu'ils s'obstruent
spontanément ou s'ils sont artificiellement obturés. En
présence d'une carie pénétrante, le dentiste doit conserver l'organe malade : la dent, en sacrifiant le tissu qui
ne peut guérir : la pulpe : le but est de conserver un
organe qui peut être utile par lui-même, s'il ne présente
pas de lésions trop étendues ou un organe qui peut servir
de support pour une prothèse appliquée sur lui. Pour y
arriver le dentiste doit pratiquer la pulpectomie précé-
dée, si la pulpe n'est pas toute entière atteinte et reste
encore sensible, de divers procédés destinés à les dévita-
liser, comme on dit d'ailleurs par un terme assez impro-
pre. Puis les débris pulpaires sont extraits au moyen de
broches barbelées spéciales. La pulpectomie est suivie
de tentatives de désinfection du canal radiculaire, désin-

fection qui rencontre des difficultés que beaucoup de dentistes tiennent pour insurmontables pour des raisons anatomiques ou techniques qu'il n'y a pas lieu d'invoquer ici. Quand elle est regardée comme obtenue ou probable, le canal radiculaire est obturé. Ces explications très élémentaires, dans leur schématisme voulu, étaient cependant nécessaires pour faire comprendre aux médecins le mécanisme de la rétention des produits septiques et le rôle du dentiste dont les manœuvres, il faut bien le dire, sont souvent, trop souvent, responsables de la production des complications de la carie, pour peu que son intervention n'ait pas été accompagnée de toutes les précautions de la technique aseptique ou que dans le désir légitime en somme de conserver à tout prix la mastication aussi voisine que possible de la normale, il ne voit que le résultat technique professionnel et qu'il s'en contente, si ce résultat est simplement passable ou même médiocre, sans se demander si cette conduite n'entraînera pas l'existence de quelques dangers.

« Les réactions péri-apicales, qui aboutissent à la formation de granulômes et à leur contact à la production de lésions d'ostéite, *peuvent ou non s'accompagner de manifestations cliniques.* Dans le premier cas il y a des signes subjectifs (douleurs) et objectifs (rougeur, gonflement de la région apicale, œdèmes, douleur à la pression, à la percussion, etc...) faciles à constater. *Mais souvent, et c'est là un fait sur lequel on ne saurait trop insister, l'évolution de la périodontite chronique et des lésions auxquelles elle aboutit se fait silencieusement, sans que l'on puisse rien constater à moins d'un examen soigneux et avisé.* »

Ce sont ces péri-odontites chroniques qui forment les « *aires infectieuses* » dont les médecins et dentistes anglais et américains ont tant parlé ces dernières années. Pour un grand nombre d'auteurs étrangers, ces lésions chroniques ou abcès péri-apicaux sont très fréquents autour des dents dévitalisées et Frank Billings dit que sur 1132 cas de foyers péri-apicaux, 994 (soit 87,5 %) appartenaient à des dents dévitalisées. Pour cet auteur, une dent dévitalisée est une menace en puissance et la mort de la pulpe dentaire a été appelée très justement une calamité.

Ainsi donc, nous savons qu'il existe des foyers infectieux péri-apicaux, résultant du passage dans ces zones des produits ou agents microbiens contenus dans les canaux radiculaires; que ces réactions péri-apicales aboutissent à la formation de granulômes et à leur contact à des lésions d'ostéite. Ces différents foyers peuvent, comme il a été dit plus haut, donner ou ne pas donner de signes cliniques nets et la plupart demandent à être recherchés.

Souvent, lorsqu'un médecin est consulté au sujet d'un malade dont les lésions peuvent venir d'un foyer buccal souvent caché, l'examen de la bouche ne révèle ni cavité, ni abcès apparent. Le malade et le médecin sont persuadés que tout est en ordre dans cette partie de l'organisme. Cruelle erreur, qui peut parfois amener de non moins cruels déboires ! ! ! Il faut, dans ces cas, faire un examen minutieux, prendre avis d'un spécialiste avisé, avoir recours à tous les moyens d'investigations et notamment à l'usage des rayons X.

En effet, seule la radiographie peut parfois nous

permettre de trancher la question: elle seule peut d'une façon radicale et incontestable nous renseigner sur la présence ou non de ces foyers cachés. De nombreux médecins américains se sont mis systématiquement à radiographier les maxillaires de leurs malades et ils ont obtenu des statistiques édifiantes, qui nous obligent à conclure que le pourcentage des lésions péri-apicales est très élevé (83 % d'après Ulrich, 87 % d'après Billings, 81 % d'après Duke).

Cependant nous ne devons pas accepter d'emblée les renseignements fournis par la radiographie, car ils pourraient nous conduire à des erreurs; ces résultats ne doivent pas, en effet, nous faire délaisser les moyens cliniques de diagnostic.

La nature infectieuse de ces foyers a été prouvée par le microscope, la culture, l'inoculation aux animaux.

Ces travaux furent en particulier pratiqués d'une façon assidue par Rosenow, dans le laboratoire des frères Mayo, à Rochester; cet expérimentateur constata dans ces aires la présence de nombreuses espèces microbiennes et de streptocoques en particulier.

Gilmer et Moody, dans l'étude bactériologique d'abcès alvéolaires et de canaux radiculaires infectés, ont trouvé la présence de streptocoques dans la plupart de ces foyers; des injections intra-veineuses de ces cultures faites à des lapins ont donné des lésions des jointures, des reins, du cœur, des muscles...

Hartzell et Henrici, sur 162 cas d'abcès péri-apical, trouvèrent des streptocoques dans 150 cas; l'inoculation donna également des lésions en différents points de l'organisme.

Il n'est pas rare non plus de rencontrer la présence du bacille de Kock; Hoppe, sur dix examens de dents fraîchement extraites, a constaté six fois ce bacille.

La connaissance de foyers visibles et surtout invisibles étant une chose faite, leur nature infectieuse ayant été prouvée expérimentalement bien souvent et par des auteurs dignes de foi, nous pouvons, ou plutôt *nous devons* nous demander quel rôle vont jouer ces foyers infectieux dans le fonctionnement de notre organisme ? Cette étude, la plus importante de ce travail, va faire l'objet de notre prochain chapitre.

CHAPITRE II

Le rôle néfaste joué par ces foyers infectieux est parfois tellement évident, que personne ne songe à le nier ; comme exemples nous ne ferons que citer les lésions du tissu cellulaire (fluxions, abcès ou phlegmons circonscrits superficiels), les phlegmons du plancher de la bouche ou angines de Ludwig, les adénites ou adénophlegmons, les différentes stomatites, les amydalites, les gingivites, la pyorrhée alvéolaire, dont l'étiologie buccodentaire est reconnue par tous les classiques.

Mais il est des cas où cette relation entre la pathogénie de certaines affections et la présence de ces foyers infectieux n'est pas évidente; c'est d'ailleurs la raison qui fait que le plus grand nombre des praticiens méconnaissent leur véritable étiologie. De nombreux travaux ont prouvé que des manifestations articulaires, des inflammations des bourses et des gaines séreuses, des affections inflammatoires des yeux, des endocardites végétantes, des myocardites, des péricardites, des affections de la moëlle, des affections pulmonaires, étaient souvent d'origine streptococienne et apparaissaient en tant qu'infection métastatique provenant de foyers infectieux tels que la pyorrhée alvéolo-dentaire et les abcès alvéolaires.

Le Docteur J. Tellier a fait, en septembre 1920, une étude intéressante sur les relations pouvant exister entre « la septicité bucco-dentaire des mères nourrices et les troubles digestifs des nourrissons » (1).

____

(1) J. Tellier. Jour. de médecine de Lyon, 5 sept. 1920.

Nous serions entraînés dans des considérations trop longues, si nous voulions entrer dans le détail de ces manifestations infectieuses dans tout l'organisme humain; nous nous bornerons, puisque c'est là le titre de notre sujet, à l'examen de ces manifestations sur le terrain chirurgical, nous réservant de laisser de côté les différentes affections citées au début de ce chapitre et dont l'étiologie buccale n'est contestée par personne.

L'ostéomyélite des maxillaires reconnaît comme cause principale la présence de dents atteintes de caric pénétrante avec gangrène septique de la pulpe, production de péri-odontite et propagation de l'infection à l'os. Cette ostéite suppurée amène le plus souvent la nécrose de l'os, laquelle est plus fréquente au maxillaire inférieur qu'au maxillaire supérieur.

La plupart du temps cette nécrose se limite et siège tantôt au niveau du rebord alvéolaire, tantôt au niveau de l'angle de la machoire et de la branche montante du maxillaire inférieur.

Atcham, dans sa thèse de 1900 conclut que l'ostéomyélite du maxillaire inférieur n'est qu'une ostéite secondaire à la carie dentaire. Il reconnaît que le staphylocoque se rencontre dans ces lésions avec une fréquence plus grande que les autres microbes, mais il admet aussi qu'elles peuvent être provoquées par d'autres germes, notamment le pneumocoque, hôte normal de la bouche; on tend d'ailleurs à reconnaitre aujourd'hui, à d'autres agents pathogènes que le staphylocoque le pouvoir de produire l'ostéomyélite. Mais ce qui rattache l'apparition de l'ostéomyélite du maxillaire inférieur à l'évolution dentaire, c'est le développement de cette maladie surtout entre 5 et 7 ans, époque de l'apparition des molaires. Galippe a publié un cas d'ostéite infectieuse du maxillaire inférieur droit consécutive à l'extraction d'une grosse molaire cariée.

Magitot a observé une nécrose de la voûte palatine; la dent origine de cette lésion avait sa racine dénudée et l'infection s'était propagée par le canal.

Le début de cette ostéite suppurée est marqué par de vives douleurs des mâchoires avec tuméfaction de la gencive et de la joue; la suppuration s'établit parfois très vite, le pus s'échappant soit par les alvéoles, soit par l'intermédiaire d'un abcès se formant vers la muqueuse buccale ou vers la peau; ces symptômes sont accompagnés de phénomènes généraux tantôt modérés, tantôt graves.

A propos des ostéomyélites d'origine buccale, signalons une observation de Schede sur un cas d'ostéomyélite du tibia gauche et une observation de Goodheart sur une ostéomyélite de la voûte du crâne.

La leucoplasie linguale est une affection que nous devons signaler à cause de sa transformation fréquente en cancer de la langue. « Toute plaque de leucoplasie linguale est un cancer en puissance ».

Forgue (1) lui reconnaît comme étiologie : l'usage du tabac favorisé par deux conditions : la syphilis d'abord, ensuite la malpropreté de la bouche et le mauvais état de la denture.

Cette septicité buccale peut avoir un retentissement fâcheux sur les *surfaces articulaires* voisines de la bou-

(1) Forgue. Pathologie externe. Livre II, page 237.

che, et même dans les *articulations éloignées* du foyer infectieux.

Galippe a signalé un cas d'arthrite rhumatismale aiguë localisée à l'articulation temporo-maxillaire. Chez ce malade dont la dentition était superbe, il n'existait pas de piorrhée alvéolaire, seule une carie de la face triturante de la 3ᵉ grosse molaire inférieure pouvait être incriminée comme porte d'entrée. Galippe se demande s'il n'y a pas eu rhumatisme des articulations alvéolo-dentaires à cause de ce fait que le malade se plaignait d'une sensation de soulèvement de ses molaires inférieures et d'une douleur pendant la mastication. Sans qu'on puisse affirmer l'origine dentaire de cette arthrite, il est néanmoins assez remarquable de constater la localisation simultanée des douleurs au niveau des dents et au niveau de l'articulation temporo-maxillaire en même temps que l'existence d'une légère carie dentaire.

Le Docteur Epstem dans le « Medical Record » d'octobre 1916, relate l'observation suivante : Un malade de 55 ans présente une ostéo-arthrite infectieuse de la cheville et du tarse. La bouche est reconnue pour être le point de départ de l'infection; l'extraction de plusieurs dents avec abcès très prononcés amène la guérison.

Les sinusites du maxillaire supérieur sont très fréquentes secondairement à la pyorrhée alvéolo-dentaire des molaires supérieures.

Dumont encite un cas; Capdepont en rapporte de nombreuses observations dans sa thèse inaugurale; d'ailleurs tous les laryngologistes signalent ces sinusites. Certains auteurs américains estiment que 70 % des sinusites maxillaires ont une origine dentaire; pour eux, cette infection se fait par trois voies principales : par contiguité des tissus, par le courant sanguin, par les lymphatiques. Si donc le pourcentage indiqué par ces auteurs est exact, tout le monde comprendra la nécessité de se livrer à un examen approfondi des dents, en présence de ces sinusites.

Signalons qu'en 1915, à l'Hôpital de la Croix-Rousse, Lesieur constata sur des militaires des *érysipèles* à répétition, dont il estimait que la porte d'entrée pouvait se trouver au niveau de lésions bucco-dentaires infectées.

Nombreuses sont les observations qui ont signalé comme complications de la septicité buccale, *des phlegmons de l'orbite, des thromboses des sinus crâniens, des otites, des méningites.* Si dans tous ces cas, les lésions dentaires sont la cause initiale de l'infection, c'est par l'intermédiaire d'une pharyngite, d'une rhinite, d'une ostéite que ces complications se produisent d'une façon ainsi un peu détournée.

Galippe rapporte l'observation d'un malade qui présenta, au niveau de l'angle du maxillaire, un abcès qu'on ouvrit; il eut à plusieurs reprises des poussées inflammatoires laissant après elles des foyers d'induration. A l'examen, Galippe constata l'existence de plusieurs fistules sur la joue, la dent de sagesse gauche s'était fait jour du côté de la joue, n'ayant pu évoluer normalement ; la gencive boursoufflée, ulcérée, formait un bourrelet induré recouvrant le tout. La dent fut extraite et le malade s'améliora. La culture du pus permis de reconnaître la présence de staphylococcus pyogenes aureus. Le malade disparut et l'on apprit que brusquement il avait été emporté par des accidents méningitiques su. igus. Des renseignements fournis à Galippe lui permirent de faire l'hypothèse suivante, qui se trouvait être en parfait accord avec le diagnostic du médecin traitant, savoir : méningite provoquée par migration microbienne et probablement par le staphylococcus pyogene aureus.

Dumont signale le cas suivant : un de ses malades présente des accidents infectieux du côté de la dent de sagesse inférieure gauche; deux jours après, il fait une angine, puis deux jours plus tard des douleurs apparaissent dans l'œil gauche, il tombe dans le coma et succombe. A l'autopsie, on constate un abcès de la fosse ptérygo-maxillaire communiquant avec le périoste du maxillaire inférieur. Il existait une thrombose des sinus de la base du crâne et un abcès intra-cérébral au niveau de la 3e circonvolution frontale ascendante. Le Docteur Okintchitz cite l'histoire d'un jeune homme de 23 ans qui, ayant éprouvé quelques douleurs à la suite d'une carie dentaire, est pris subitement de délire, d'exophtalmie et meurt. L'infection due au streptocoque avait marché de la fosse ptérygo-maxillaire, passant par l'orbite gauche, à travers la selle turcique, donnant une méningite.

Vigla signale un cas de thrombose du sinus caverneux secondaire à une fluxion consécutive à une carie dentaire. Enfin, Desmont voit évoluer chez une femme, deux jours après un abcès dentaire, un phlegmon du cou suivi d'une thrombose des veines ophtalmiques et des sinus caverneux. Toutes ces complications, très connues aujourd'hui, bien qu'on ne songe pas toujours à les rattacher à leurs véritables causes, la stomatite et la gingivite, sont purement infectieuses ; c'est par contiguité directe que le microbe se propage de la muqueuse buccale à l'os ou au tissu cellulaire sous-muqueux, ou bien c'est par la voie lymphatique que les germes gagnent les ganglions, les cavités péri-buccales.

« Everett Field rattache l'évolution de bon nombre de *tumeurs malignes de la mâchoire* à une infection buccale: sur 157 cas de tumeurs des mâchoires, il trouve 87 fois des appareils dentaires défectueux et 57 fois les porteurs d'appareils avaient une hygiène dentaire déplorable (appareils sales, chicots avec arthrite). Les formes anatomiques observées furent : 65 cancers, 0 sarcomes, 4 fibromes, 4 chondromes et 2 mélano-sarcomes. » (1).

Mais l'infection peut gagner les autres organes de l'économie en pénétrant dans les voies qui lui sont ouvertes : la voie trachéale vers le poumon, la voie œsophagienne vers l'estomac ou l'intestin; elle peut enfin envahir le système sanguin et produire soit la lésion d'un organe, soit une altération de l'organisme dans son entier.

Quelles sont donc parmi ces dernières affections celles qui intéressent la chirurgie ?

Pour l'appareil pulmonaire, nous signalerons l'existence de *pleurésies purulentes.*

Richman J. Godlee a rapporté deux cas où un foyer de suppuration pleurale parut en rapport avec une suppuration alvéolaire; dans une de ces observations, il s'agissait d'une jeune femme atteinte de pleurésie purulente ouverte dans les bronches avec un état général très

____

(1) Walton et Aimes. — Progrès Médical. 28 Mai 1921.

mauvais, amaigrissement, sueurs; cette malade avait aussi depuis de longues années de la pyorrhée alvéolaire. Le traitement de la bouche améliora de telle façon son état général que le chirurgien hésitait à ouvrir le foyer pulmonaire.

L'appareil digestif, par suite des mouvements incessants de déglutition, est exposé plus que n'importe quel autre appareil, à l'action de ces foyers infectieux bucco-dentaires.

L'estomac subit en premier lieu l'action de ces foyers; Galippe et Hunter ont signalé depuis longtemps l'existence de troubles digestifs, en rapport avec l'état infectieux de la cavité buccale, dont les symptômes cessèrent immédiatement après une désinfection parfaite de la bouche. Le tableau de ces troubles peut être tellement grave qu'on a pu penser à des lésions organiques sérieuses; c'est ainsi que Richman rapporte un cas de ce genre où l'on avait porté le diagnostic de cancer de l'estomac.

Certains auteurs pensent qu'il peut exister des rapports entre l'apparition d'un *ulcère de l'estomac* et la présence dans la cavité buccale de foyers infectieux ; des expériences faites sur des animaux sont venues donner du poids à cette hypothèse. Rosenow a produit expérimentalement un ulcère de l'estomac après des injections de streptocoques à des animaux. D'ailleurs V. Pauchet signale comme causes de l'ulcus gastrique « les infections des dents, des gencives, du nez, des amygdales ».

On sait aussi qu'il existe des *gastriques phlegmoneuses*, preuve irréfutable que la muqueuse peut être envahie par les micro-organismes et en particulier par ceux de la bouche.

L'appendice peut lui aussi être lésé.

C'est ainsi qu'un auteur anglais cite le cas d'un célèbre bactériologue de Londres, présentant à la fois une appendicite et une racine très infectée. Il refuse de se faire opérer avant l'extraction de la racine infectée. L'intervention faite et la guérison obtenue, l'examen bactériologique démontre le même micro-organisme dans l'appendice et sur la racine.

Le professeur Jaboulay a observé un cas d'appendicite survenu chez un médecin et dont l'apparition fut rattachée par lui à l'existence d'accidents infectieux au niveau d'une dent de sagesse supérieure.

Merklen avait déjà signalé deux cas d'appendicite survenue à la suite d'amygdalite.

Roussin, dans sa thèse de Lyon 1908, signale trois cas d'appendicite cités par Lannois dont la cause a pu être nettement rapportée à des suppurations chroniques de la région dentaire et dont les symptômes disparurent avec le traitement buccal.

Nous avons dit plus haut que l'infection, dont le siège est buccal, peut envahir le système sanguin et produire une altération d'un organe quelconque : l'existence d'infections hématogènes n'est niée par personne et si les médecins en cherchant l'étiologie exacte de certaines lésions organiques, pensaient à l'examen de la cavité buccale, peut-être trouveraient-ils là une explication probante de ces accidents infectieux. Dans cet ordre d'idées nous citerons les conceptions de Mayo sur « *Les infections hématogènes du rein* ». Il distingue trois grandes classes de néphrites.

« 1° Un type aigu ou subaigu relevant de l'action des toxines produites au cours des maladies infectieuses ».

« 2° Un type chronique dont les troubles (artériose hypertension) paraissent liés à des désordres de la nutrition générale.

« 3° Enfin, et c'est ce qui nous intéresse, un type non encore décrit et produit par une infection bactérienne venue par le sang.

« Normalement, les bactéries sanguines sont éliminées, sans dommage pour le rein; mais dans certains cas de virulence, de nombre de lésions antérieures du rein elles peuvent aussi créer des lésions de l'organe. Les agents pathogènes sont le staphylocoque de la peau, le streptocoque des foyers pyogènes (infections dentaires). appendicite. »

Quoi de plus naturel que d'étendre aux autres organes du corps humain, cette hypothèse de l'infection par la voie sanguine, infection pouvant avoir comme point de départ des lésions bucco-dentaires.

Mais nous pouvons observer d'autres formes d'infection non localisée, s'étendant à tout l'organisme et donnant lieu à de véritables *septicémies*.

Sébileau, dans un mémoire de 1900, signale l'existence de septicémies aiguës, ordinairement mortelles, dont l'apparition est manifestement liée à l'existence d'une lésion dentaire ou péri-dentaire. Les Docteurs J. et C. Tellier (1), Sabatier (2) dans sa thèse, rapportent de nombreuses observations qui confirment les assertions de Sébileau.

(1) J. et C. Tellier. Contribution à l'étude clinique des septicémies d'origine bucco dentaire. Lyon Médical et Revue de Stomatologie, 1903.
(2) Sabatier. Contribution à l'étude des septicémies d'origine bucco-dentaire. Thèse de Lyon, 1903.

D'après ce court aperçu sur la possibilité de l'existence de certaines affections d'ordre chirurgical, liées à une infection dont le point de départ serait la bouche, le chirurgien doit en déduire une méthode prophylactique immédiate : la suppression des foyers infectieux. Le chirurgien, en effet, dans sa pratique journalière, ne doit pas se désintéresser de l'état de la bouche de ses malades, car il s'expose ainsi à des complications post-opératoires redoutables.

En 1901, William Hunter (3) écrivait déjà à ce sujet : « Le chirurgien si pointilleux dans la désinfection des tissus sur lesquels il va opérer pour n'y laisser persister aucun germe, qui regarde l'apparition d'une goutte de pus comme la conséquence d'une faute d'antiseptie, dont toute la vie se passe à combattre et tâcher d'exclure toute sorte d'infection, sans hésitation fera les opérations les plus compliquées et les plus graves sur l'estomac et l'intestin, sans daigner accorder la moindre importance à l'existence des dents et racines septiques à l'infection des gencives ou de la muqueuse buccale. »

Nous devons avouer que, depuis cette époque, bien peu de chirurgiens français ont eu l'attention attirée sur les complications post-opératoires, résultant de la présence de foyers infectieux dentaires.

Cependant nous ne pouvons passer sous silence les tentatives louables faites par certains chirurgiens dans cet ordre d'idées.

Dès 1904, le Docteur Louis Bisch (1) de Grenoble,

---

(1) Hunter. Jal. of the Brithis Dental Association, 1901.
(3) Le rôle des maisons de santé chirurgicale. Gaz. Hôp., 1901.

dans un article paru dans la *Gazette des Hôpitaux*, indiquait la nécessité de la désinfection bucco-dentaire avant les interventions.

En 1912, il est revenu sur le même sujet à propos des « Soins pré et post opératoires dans la prostatectomie transvésicale ».

Victor Pauchet a insisté bien des fois sur la nécessité de la désinfection buccale post-opératoire.

Depuis quelques temps, certains chirurgiens sont entrés dans cette voie, mais malheureusement d'une façon incomplète. Le plus souvent la denture des malades chez qui une intervention chirurgicale a été décidée est examinée rapidement et d'une façon distraite, le brossage des dents, le lavage de la bouche sont ordonnés et tout s'arrête là.

Nous le répétons, ces premières tentatives sont louables, mais nous devons reconnaître aussi qu'elles ne sont malheureusement pas suffisantes, à cause de la complexité du problème, complexité qui résulte de la présence de ces « blind abcess », de ces foyers cachés étudiés au chapitre précédent.

Peut-il donc exister un rapport entre certai... complications post-opératoires et la présence de ces foyers infectieux ?

Tout d'abord il est raisonnable de penser à l'influence de ces foyers sur le tube digestif, vaste cavité qui va recevoir directement, par le mécanisme de la déglutition, un nombre considérable de microbes ou leurs produits de sécrétion.

Si nous considérons que certaines portions de cet appareil sont fréquemment le siège de plaies chirurgicales opératoires, nous devons penser que du fait de cette infection *exogène*, venue de la bouche, nous pouvons avoir des complications au niveau de ces plaies.

A propos de cette infection exogène, citons un passage de l'article de Watton et Aimes ayant trait à la parotidite post-opératoire. « La parotidite post-opératoire, étudiée par Morel (Thèse de Paris, 1907) et par Rives (Gazette des Hôpitaux, 1908), est due le plus souvent à une infection ascendante d'origine buccale. Elle est favorisée d'ailleurs : 1° par le jeûne et la purgation post-opératoire, qui tarissent à peu près la sécrétion de la glande ; 2° par l'anesthésique qui agit sur les glandes salivaires et entraîne des traumatismes buccaux : ouvre-bouche, pince à langue, tampons montés; 3° après l'opé-ration par la déshydratation due à la perte de sang et aux vomissements, par la morphine qui diminue la sécrétion.

« Et c'est une indication utile pour le chirurgien qui ne se contentera plus des simples soins prophylactiques de la bouche, mais y joindra les moyens d'éviter la déshydratation ou de la pallier par le purgatif léger, au lieu de la grande purgation, par les boissons abondantes ou les injections de sérum. »

Il peut exister aussi une autre forme d'infection laquelle, au lieu de se faire directement, suivra la voie sanguine et dont les complications post-opératoires peuvent se manifester à propos de toutes les interventions et non plus seulement à l'occasion des opérations concernant l'appareil digestif.

L'existence de ces infections *hématogènes* secondaires d'origine bucco-dentaire n'est pas une chose démontrée par des faits irréfutables; c'est là une chose possible.

certains disent même probable; et c'est sur ces faits que nous nous permettons d'attirer l'attention des chirurgiens, en leur demandant de confirmer ou d'infirmer cette hypothèse par de nouvelles observations.

Le Docteur Louis Bisch avait songé aux conséquences de cette infection hématogène lorsqu'il préconisait, en 1912, la désinfection buccale avant toute laparotomie.

Le 4 juin 1921, il nous écrivait ce qui suit, qui semble confirmer notre hypothèse : « La prostatectomie transvésicale est une des opérations (après celles qui portent sur la cavité buccale et ses alentours) où la désinfection des dents est le plus indispensable pour de multiples raisons (vieillards, mauvaise élimination, etc.). Dans les premiers jours qui suivent mon intervention prostatique, je termine chaque pansement quotidien par un rapide badigeonnage à l'iode des dents de devant. »

Dans des services où l'asepsie est parfaite, où les chirurgiens ne peuvent être incriminés, on constate parfois que des opérés présentent le même jour ou le lendemain de leur intervention des températures de 39°; un examen serré ne révèle souvent d'autres causes que la présence d'un ou plusieurs foyers péri-apicaires autour de dents atteintes de carie pénétrante. Il est certain que ces constatations, qui ne sont confirmées, ni par l'examen microscopique, ni par la culture, ni par l'hémo-culture, sont insuffisantes pour donner à notre hypothèse un caractère de certitude absolue; cependant nous savons qu'à l'étranger surtout, on s'est livré à des expériences et à des recherches et qu'on a constaté l'existence de diverses variétés de streptocoques, dans les « aires infectieuses » et dans le sang.

Dès lors on peut avoir à redouter des complications (J. Tellier).

Si l'hypothèse que nous avons formulée, à savoir que la septicité bucco-dentaire peut être la source d'infections hématogènes, se vérifie, peut-être nous permettra-t-elle d'interpréter certains faits où, à la suite d'interventions chirurgicales, on a vu survenir à bref délai des accidents graves et même mortels sans qu'on puisse en fixer nettement la pathogénie: peut-être nous permettra-t-elle aussi de faire un peu de lumière sur certaines septicémies dites cryptogénétiques (1), à cause de la porte d'entrée de l'infection restée complètement inconnue.

L'observation publiée par M. Chevrier, à la Société de chirurgie de Paris (2) se rapporte au premier groupe de faits. Il s'agissait d'une jeune femme de 26 ans, morte rapidement après une appendicectomie à froid ; l'autopsie n'avait pu révéler ni signes locaux, ni lésions organiques, mais seulement un cancer annulaire légèrement ulcéré du colon ascendant. Il serait intéressant de reproduire ici les réflexions de M. Chevrier et la discussion qui suivit à la Société de Chirurgie. M. Chevrier explique les accidents observés « par le shock particulier aux néoplasiques, à la fois toxi-infectieux et protéolytique par suite de la résorption au niveau de l'ulcération de toxines microbiennes multiples et de produits de désintégration des tissus... » Et il ajoute dans des cas semblables, « pourquoi n'existerait-il pas des ulcérations intestinales inflammatoires banales d'entérite, de dysen-

---

(1) J. Tellier. La septicité bucco-dentaire et les septicémies dites cryptogénétiques. Progrès Médical, avril 1921.
(2) Bulletins de la Société de Chirurgie, 1920, p. 911.

terie au niveau desquelles pourraient se faire les résorp-
tions... ulcérations qui seraient le substratum anato-
mique de l'hypersensibilisation anaphylactique invoquée
par M. Louis Bazy dans des cas analogues. » M. L. Bazy
rappelle qu'il a publié en effet des observations où il a
cru pouvoir expliquer les accidents mortels si rapides
par l'hypersensibilité, par l'anaphylaxie microbienne.
M. Lecène croit à une infection septicémique aiguë, non
exogène, mais endogène diffusée par l'acte opératoire,
et M. Bazy clôt la discussion en disant qu'il faut incri-
miner l'infection dont l'évolution si rapide s'explique par
l'hypervirulence des germes, premier facteur auquel
vient s'en ajouter un deuxième dont l'importance est
grande, c'est la diminution de résistance, l'hypersensibilité du terrain.

Avec le Docteur J. Tellier, nous nous permettons, à
notre tour, d'intervenir dans le débat et d'émettre à côté
de l'hypothèse de M. Chevrier celle qu'il peut, dans de
pareils cas, exister des foyers de septicité bucco-dentaire
apparents ou cachés, lesquels peuvent donner cette infection générale à évolution si rapide, par suite de la
présence simultanée des deux facteurs importants dont a
parlé M. Bazy.

L'observation présentée à la Société de Chirurgie ne
mentionne pas qu'on a pensé à examiner la cavité
buccale ni avant l'intervention, ni au moment de l'autopsie; mais nous savons que la présence de ces foyers infectieux est fréquente (50 % des individus d'après certaines
statistiques) et qu'ils peuvent créer des modifications de
l'organisme, le sensibiliser à un point tel qu'il suffira

d'une nouvelle infection minime au moment de l'intervention pour produire un choc très violent, très grave et parfois mortel.

L'observation publiée par le professeur Ch. Achard et Ch. Gardin (1) se rapporte au second groupe de faits signalés plus haut. Il s'agissait d'un jeune homme de 25 ans, qui avait été atteint dans l'enfance d'une coxalgie ayant nécessité la résection de la tête fémorale. Il entra le 10 juillet 1920 à l'hôpital Beaujon; la maladie avait débuté quelques semaines auparavant par des douleurs dans la hanche opérée et des symptômes généraux tels qu'à l'entrée « le diagnostic hésite entre la fièvre typhoïde et la tuberculose aiguë », l'hémoculture montra qu'il s'agissait d'une streptococcémie. La maladie dura trois semaines en présentant des symptômes généraux et des localisations signalées en détail dans l'observation. La mort survint le 30 juillet. L'examen clinique longuement décrit, l'autopsie minutieusement faite n'ont pu indiquer qu'elle avait été la porte d'entrée de l'infection.

« En somme, disent les auteurs, il s'agit d'une septicémie cryptogénétique, car la porte d'entrée de l'infection est restée complètement ignorée. »

L'observation porte l'examen négatif de la cavité buccale; nous pouvons donc exclure le fait d'une infection gingivo-dentaire visible; mais peut-on affirmer de même l'inexistence de ces aires infectieuses, de ces foyers de périodontites chroniques cachés, dont nous avons parlé dans le courant de notre étude ? Ne pouvons-nous pas penser qu'il y ait là une explication à ces faits qui nous

____

(1) Pyosepticémie streptococcique. La Médecine, Décembre 1920.

paraissent un peu obscurs après la lecture de cette observation ? Le Docteur J. Tellier, qui a fait paraître un
article au sujet de la publication de cette observation,
dit : « Je crois pouvoir conclure qu'une septicémie ne
pourra être dite cryptogénétique que lorsque l'examen
systématique de la région gingivo-dentaire aura été
pratiqué comme celui des autres régions de l'organisme
et aura montré qu'aucun foyer infectieux n'y est décelé
par aucun des procédés de l'examen clinique et radiolo-
gique. »

CHAPITRE III

Nous avons montré dans le chapitre précédent qu'il existait des affections chirurgicales pouvant reconnaître comme étiologie la septicité bucco-dentaire ; d'autre part nous avons vu qu'à la suite d'interventions chirurgicales il existe comme conséquences de cette septicité des infections exogènes et très probablement, sans que cependant on puisse à l'heure actuelle l'affirmer d'une façon absolue, des infections hématogènes.

Quels enseignements et surtout quelles déductions pratiques, dans le domaine de la chirurgie, tirerons-nous de la connaissance de ces faits ?

C'est que le chirurgien devra se mettre à l'abri de toutes ces infections.

Son rôle sera à la fois *prophylactique* et *curateur ;* prophylactique en empêchant l'apparition de certaines affections chirurgicales dès lors connues par nous et en évitant les complications post-opératoires que nous avons signalées ; curateur en supprimant la cause de certains troubles graves et par là même la maladie elle-même. Tout chirurgien consciencieux, convaincu de la grandeur à son rôle vis-à-vis de la société, devra donc rechercher l'existence des manifestations de la septicité bucco-dentaire, soit par lui-même, soit en s'inspirant des conseils d'un spécialiste avisé et d'un radiologiste. (Nous devons signaler qu'à Rochester, dans les cliniques des frères

Mayo, toute observation médicale ou chirurgicale est accompagnée de radiographies du système dentaire).

Dans le cas d'absence absolue, si l'on constate des signes d'infection buccale ou péri-dentaire, on pourra se borner à faire un traitement palliatif : brossage et savonnage sérieux et répétés des dents et des gencives, bains de bouche antiseptiques prolongés. Mais dans tous les autres cas, avant toute intervention sur l'appareil digestif (certains chirurgiens sont de cet avis), avant toute intervention quelle qu'elle soit (c'est là que nous aimerions voir se réaliser nos espérances), il faut combattre et supprimer toute manifestation de la septicité bucco-dentaire ; mais ces résultats ne peuvent être obtenus par le chirurgien seul, il lui faut la collaboration du praticien spécialisé (stomatologiste ou dentiste). Cette notion de prophylaxie a été, nous l'avons dit, comprise par quelques chirurgiens ; Pauchet (1), d'Amiens, dans un article sur les soins pré-opératoires à donner avant toute intervention gastro-intestinale, dit : « Nettoyer les dents, les faire détartrer par le dentiste » ; un chirurgien americain a écrit : « La chirurgie des ulcères gastriques ou duodénaux devrait commencer avec les dents ».

Nous pouvons considérer que, théoriquement au moins, notre cause est gagnée pour les lésions apparentes de l'infection buccale ; mais les difficultés seront nombreuses et bien des années peut-être s'écouleront encore, avant que pareil résultat soit obtenu au point de vue de la suppression des aires infectieuses para-

______

(1) Pauchet et Delort. Cancer de l'estomac. (Trait. Chir.). Presse Médicale, 6 novembre 1920.

apexiennes, comme traitement prophylactique dans toute la chirurgie générale.

Quel est donc le traitement qui s'impose à nous ? Il peut être conservateur ou radical.

Conservateur, il dépendra des méthodes de la dentisterie opératoire conservatrice : traitement des infections péri-apexiennes par le traitement des canaux radiculaires, résection de l'apex avec curetage des foyers infectieux par la voie transalvéolaire, extraction avec greffe par réimplantation..... Radical, il consistera dans l'extraction des dents infectées avec, assez souvent, le curetage des foyers infectieux, résection du procédé alvéolaire externe sur toute sa hauteur correspondante à la dent extraite.....

Cette thérapeutique spéciale, qui ne peut être remplie que par un spécialiste compétent, est-elle toujours faite comme il serait souhaitable qu'elle le fût ? Et les dentistes n'ont-ils pas quelquefois, eux aussi, leur part de responsabilité dans l'apparition de certaines affection ?

A ce propos, W. Hunter écrit : « Le dentiste qui actuellement fait tant de dentisterie conservatrice pour son patient et qui dépense dans ce but tant d'habileté professionnelle, qui observe tant de conditions défectueuses de la bouche, résultant de la carie et de la nécrose dentaire ; qui, du haut de son expérience peut reprocher aux médecins praticiens la méconnaissance de ces conditions défectueuses, le dentiste encapera une dent avec une couronne, il posera un appareil à pont, il appliquera un appareil de prothèse, la couronne en or sur une dent malade et noirâtre, le bridge de façon à établir un espace resserré et inabordable favorable à la pullulation des micro-organismes entre lui et la gencive ; l'appareil de prothèse qui sera indéfiniment porté sans autre nettoyage que le brossage, qui trop souvent recouvrira de sales chicots nécrosés et septiques, et qui parfois est si mal adapté que, plutôt que de l'enlever de temps en temps, le patient aime mieux le laisser « pousser dans la gencive » (the patient allows them to grow in to the gums).

Ces sévères critiques sont imméritées, si nous généralisons ; cependant il faut avouer, que pour le dentiste, il y a encore beaucoup à faire dans le sens de la désinfection buccale. Nous avons vu assez souvent des aurifications, des bridge-workers posés dans une bouche contenant un ou plusieurs foyers d'infection plus ou moins localisés. La précaution indispensable avant de tenter tout travail, serait la disparition de ces foyers d'abord, puis l'institution, par le malade lui-même, d'une hygiène sévère de la cavité buccale. Lorsqu'il s'agit de la préparation d'un appareil de prothèse, il ne faut sous aucun prétexte laisser dans la bouche des racines qui ne peuvent être désinfectées et obturées : et encore celles-ci doivent-elles être surveillées avec le plus grand soin pour combattre la tendance de la gencive à s'infecter au voisinage. Il faut considérer comme une faute grave la pratique qui consiste à appliquer un appareil de prothèse sur des racines meulées au ras de la gencive non désinfectées et obturées, et cette pratique doit disparaître des habitudes professionnelles.

Ce doit être une règle inflexible que l'extraction des racines non obturées : le praticien qui s'y soumet ne tardera pas à se convaincre qu'il n'a qu'à y gagner.

Il semblerait que l'indication d'une telle thérapeutique

devrait nous dispenser d'insister sur le rôle du praticien dans les cas si fréquents de pyorrhée bucco-dentaire. Cependant beaucoup de médecins, de dentistes croient qu'il n'y a souvent rien à tenter et c'est là une grosse faute. Lorsqu'il s'agit de cas de pyorrhée confirmé, il faut toujours essayer de supprimer la suppuration : en présence des cas les moins avancés, une thérapeutique bien dirigée, si elle ne peut amener toujours la guérison totale, peut du moins améliorer la situation, soulager le patient et retarder la marche de la maladie.

(J. Tellier.)

Nous devons donc savoir que la pyorrhée alvéolaire n'est pas au-dessus des ressources de la thérapeutique. Aucun médecin, dit W. Hunter, ne voudrait admettre qu'un patient porteur d'un ulcère infecté du bras, passe son temps à le « sucer » continuellement et c'est cependant ce qu'il fait en laissant son patient ingérer constamment les produits morbides de l'infection buccale.

Mais cette thérapeutique sera-t-elle toujours facile à appliquer ? N'éprouverons-nous pas des difficultés, du côté des malades, et ceux mêmes qui sont chargés de la pratiquer ne seront-ils pas quelquefois sceptiques ?

S'il s'agit d'une grosse lésion apparente, si la douleur est vive, le malade ne fera aucune difficulté pour se livrer aux soins du spécialiste. Mais s'il s'agit d'une lésion cachée, si le malade ne souffre pas, le spécialiste devra user de toute son habileté, voir même de son autorité pour faire comprendre à son client la nécessité des soins qui lui sont proposés. « Sur ma vie, disait un malade de Hunter, je ne vois pas le rapport qu'il peut y avoir entre mes dents et mon état de santé », et pourtant, ajoute l'auteur, le malade est mort de septicémie d'origine buccale.

Malgré la résistance des malades, la mauvaise volonté de certains médecins qui disent, non sans quelque nuance de dédain, que *c'est affaire de dents et de dentistes*, de certains dentistes même, nous avons la conviction que cette thérapeutique deviendra un jour générale et que tout médecin soucieux de la santé de ses malades l'exercera pleinement.

Mais l'adoption de ces nouveaux usages, de ces nouveaux procédés de thérapeutique, n'entraînera-t-elle pas un changement notoire dans nos services hospitaliers, dans les cliniques particulières ?

À ce propos, qu'il me soit permis de rappeler cette phrase empruntée à un éditorial d'une publication américaine : « Le temps est venu où nul hôpital, nulle clinique où l'ont fait œuvre de chirurgie générale, ne peut être regardé comme construit sur des bases scientifiques s'il ne possède pas un département dentaire, avec toutes facilités pour pratiquer les examens radiographiques les plus délicats des procès alvéolaires et toutes les ressources nécessaires au traitement des infections provenant du système dentaire (1).

Ces quelques lignes renferment le plan sur lequel tout hôpital moderne, toute clinique, devrait être construit... et cela non plus seulement à cause des conséquences fâcheuses que donne la septicité bucco-dentaire dans le domaine chirurgical, mais aussi pour parer à ces conséquences sur le terrain médical, obstétrical...; en un mot

---

(1) Concerning the teeth. Amer. J. of surgery editorial, fevriel 1916.

pour que le médecin ait à sa disposition un nouveau moyen de prophylaxie contre toutes les affections organiques d'origine buccale.

Certains peut-être nous dirons que nous faisons fausse route, que nous nous leurrons; d'autres se contenteront de sourire ou de hausser les épaules. Nos prédécesseurs n'eussent-ils pas souri, il y a 50 ans, si quelqu'un eut pu leur faire entrevoir une salle d'opérations aseptique avec le matériel moderne et l'aspect extérieur de l'opérateur et de ses aides ?

Et cependant quelle chose paraît plus naturelle de nos jours que l'observation stricte de ces méthodes aseptiques ?

A ceux qui pourraient nous faire le reproche d'être trop enthousiastes sur la nécessité de la création de services dentaires, sur le rôle que le dentiste doit jouer au point de vue de la prophylaxie et de l'hygiène social ; à ceux qui ne partagent point notre opinion et sont tentés de considérer le dentiste comme l'inférieur du médecin, qu'il nous soit permis de leur adresser les paroles du Docteur Milton Nodin, stomatologiste de New-York : « Sans enthousiasme, rien de grand n'est accompli; personne, plus que moi n'applaudit et ne rend hommage aux services immenses rendus par la profession médicale; mais je dois dire que le jour est arrivé où le dentiste pourra, s'il le veut, rendre de semblables services et partager avec le médecin l'honneur et l'estime qu'on lui accorde. »

CONCLUSIONS

I° Les lésions infectieuses de la région gingivo-dentaire peuvent donner naissance à des complications locales ou générales.

II° Ces lésions sont le plus souvent faciles à mettre en évidence pour peu que l'on pense à examiner la cavité buccale (gingivites, stomatites, pyorrhées alvéolaires, périodontites aiguës, fistules, etc.).

III° Mais il existe fréquemment autour des racines des dents malades, des foyers infectieux dont la présence est plus difficile à constater, et ne peut souvent être démontrée que par un examen clinique attentif, aidé de l'examen radiographique. La culture et l'inoculation aux animaux ont démontré l'existence, en ces foyers, de nombreuses espèces microbiennes, en particulier de streptocoques.

IV° Ces diverses manifestations de la septicité bucco-dentaire peuvent être la source de complications opératoires soit exogènes, soit hématogènes.

V° Non seulement avant toutes les opérations sur le tube digestif, mais aussi avant toute intervention chirurgicale importante, le chirurgien devrait combattre et supprimer toute manifestation de la septicité bucco-dentaire (vaccino-thérapie, séro-thérapie, traitement spécial).

VI° Tout grand hôpital devrait contenir un service stomatologique doué de toutes les ressources nécessaires au traitement des infections provenant du système dentaire.

Le Président de la Thèse,
L. BÉRARD.

Vu :

Le Doyen,
  Jean LÉPINE.

Vu et permis d'imprimer :
Lyon, *le 22 juin 1921.*

Le Recteur, Président du Conseil de l'Université,
      JOUBIN

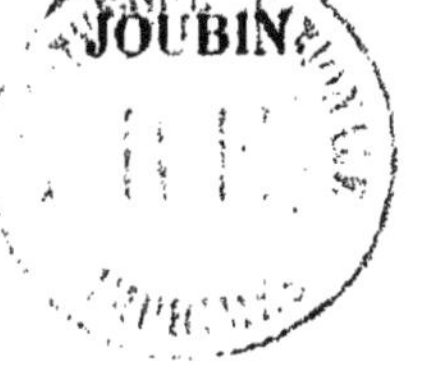

INDEX BIBLIOGRAPHIQUE

Aimé P. — La radiographie dans le diagnostic et le traitement des lésions péri-apicales. (Odontologie, 1920, n. 8).

Atcham. — Contributions à l'étude de l'ostéomyélite du maxillaire inférieur. (Th., Paris, 1900).

Barillet. — Th., Paris, 1891.

Bézançon et Griffon. — Les localisations articulaires des infections générales. (Soc. biol., 1898).

Billings. — (J. of the Am. Dental Association, juin 1914). The blind dental abscess.

British Medical Journal. Discussion on « Oral Sepsis », november 19, 1904.

Bucknall R. T. H. — The pathologie and prevention of secondary parotidis. (London Lancet, october 21, 1905, p. 1158).

Capdepont. — Contribution à l'étude de l'empyème du sinus maxillaire. (Th., Paris, 1894).

Carter T. S. — Des microorganismes dans leurs rapports avec l'étiologie et le traitement des affections dentaires. (Progr. dentaire, septembre 1899).

Chantemessse et Widal. — Les microbes de la bouche. (Paris, 1890).

CHASSAIGNAC. — Traité de la suppuration, 1859.

COLYER J. F. — Oral sepsis and its relation to general disease. (Jour. Brit. Dent. Association, XXIII, 409).

Concerning the teeth. (Amer. J. of Surgery, fevrier 1916).

DALTON. — A case showing relation-ship to oral sepsis. (Brit. Med. Journal, november 19, 1904, p. 1368).

DUKE W. — Oral sepsis in its relationship to systemic disease. (C. V. Mosby Company St-Louis, U. S. A. 1918).

DUMONT. — Contribution à l'étude de la pathogénie des phlegmons péri-maxillaires d'origine dentaire. (Th., Paris, 1894).

EBERSOLE W. G. — The human mouth and its relation to the healt strength, and beauty of the nation. Dental Cosmo july 1911).

ELMER W. P. — The role of defective teeth in the production of gastro-intestinal disorders. (Dental Brief, Philadelphia, 1909, XIV. 845-850).

FERRÉ. — Th., Paris, 1906.

FREY et LEMERLE. — Pathologie des dents et de la bouche (3ᵉ édition, Paris, 1910).

GALIPPE. — Septicémie buccale. (Journ. des connaissances méd., 1884)
  — La gingivite arthro-dentaire infectieuse. Pyorrhea alveolaris et l'arthritis. (J. Connais. Méd., 1890).
  — Rhumatisme aigu localisé à l'articulation temporo-maxillaire. (J. des connaissances méd., 1890).

GALIPPE et MALASSEZ. — Note sur l'étiologie et le traitement de l'osteo-périostite alveolo-dentaire (J. des
Connais. Méd., 1884).

GALIPPE et VIGNAL. — Note sur les microorganismes de
la carie dentaire. (J. Connais. Méd., 1889).

GOADBY, KENNETH W. — A preliminary note on the pathology of oral sepsis. (B. Méd. J., sept. 29, 1904,
p. 1363).

— Les microorganismes dans la carie dentaire (In
Progrès dentaire, 1899).

HOPPE. — The relation of carious teeth to enlarged lym-
phatic glands. (Brit. J. Dent. Science, XXXVIII,
597).

HUGENSCHMIDT. — Etude sur la défense de l'infection
buccale. (Th., Paris, 1896).

HUNTER WIL. — Oral sepsis as a cause of disease in
relation to general medicine. (Brit. Med. Journal,
nov. 1904).

— The relation of dental disease to general disease
(Trans. odont. soc., p. 92).

— Address delivered before the faculty of medecine
of Mc Gill University, Montreal, Canada, octoberl
London Lancet, Juanary 14, 1911).

LAGRANGE J. — De l'influence de la septicité bucco-dentaire et des foyers infectieux péri-apicaux sur
l'état général. (Rev. Stomatol., 1920, n° 6).

LEBEDENSKY. — Th., Paris, 1898.

— Traité de stomatologie de Gaillard et Nogué,
vol. 5.

LEJARS. — Leçons de clinique chirurgicale, 1895.

Magitot. — Mémoire sur l'ostéo-périostite alvéolo-dentaire. (Arch. gén. de méd., juin-juillet 1867).

Mendel Jos. — Foyers infectieux péri-apéxiens et leurs répercussions d'ordre général. (Odont., 1920, n°7)

Miller. — Les microorganismes de la cavité buccale. (Berlin, 1892).

Monier. — Sur la bactériologie des infections d'origine dentaire. (Rev. de stomatol., Paris, 1905, XII, 342 ; 389).

Neyts. — Th. de Paris, 1895.

Ombredanne. — Maladies des mâchoires. (Traité Le Dentu et Delbet).

Parker. — Phlegmon du cou d'origine dentaire. (Brit. mod. journal, 1870).

Pedley R. D. — Relationship between dental and other diseases. (Trans. Odont. Soc. Or. Brit., 1905, XXXVII, 176-181).

Percy R. Howe. — To what degree are oral pathological conditions responsible for systemic disease. (Dental Cosmos, janvier 1919, p. 33).

Redier. — Revue de stomatologie, 1907.

Rickman. — On some medical and surgical complications of pyorrhea alveolaris. (Dental Record, XX, 337).

Rosembaum. — Devitalized teeth. (Dental Cosmos, mai 1917).

Sebileau. — Des gangrènes graves de la bouche. (Sto., 1898).

— Des différentes formes de la septicémie buccale (Odontologie, 1901).

Smith D. S. — Systémic infection due to natural teeth conditions. (Phila. Med. J. March., 1903).

Smith W. G. — Decayed teeth and appendicitis. (Dental Register, Cincinnati, 1909, LXIII, 134-137).

Tellier J. — La septicité bucco-dentaire et ses conséquences. Odontologie, 1906).

— De la gastrite septique d'origine buccale. C. R. du 1er Congrès français de Stomatologie, 1907. — Thèse de Roussin, Lyon, 1908.

— La septicité bucco-dentaire et les maladies générales. (Lyon Médical, octobre 1920).

— La septicité bucco-dentaire des mères nourrices et les troubles digestifs des nourrissons. (Journal de Médecine de Lyon, 1920, n° 86).

— La septicité bucco-dentaire et les septicémies dites cryptogénétiques. (Progrès Médical, avril 1921).

— La septicité bucco-dentaire et la chirurgie générale. (Revue de chirurgie, 1921).

Verneuil et Clado. — Les microorganismes de la bouche. (Paris, 1890).

Widal et Bezançon. — Présence constante de streptocoques dans la bouche normale. (Soc. méd. hop., 18 mai 1894).

Waton et Aimes. — L'importance de l'infection bucco-dentaire en pathologie. (Le Progrès Médical, 28 mai 1921).

9 782329 203485